100

CONSEJOS DE SALUD FISICA, MENTAL Y ESPIRITUAL

Consejo 1

El desayuno es la comida más vital. No debe faltar para reabastecer al cuerpo de cambios metabólicos funcionales durante las largas horas de sueño. Es mejor incluir carbohidratos, grasas y proteínas para una nutrición ideal como combinaciones de frutas frescas, pan tostado y cereales de desayuno con leche.

Consejo 2

Mantener una dieta bien equilibrada para una vida sana. Una dieta bien equilibrada consiste en comer diferentes tipos de alimentos nutritivos en proporción. Esto aumentará tu energía y mejorará tu bienestar. El exceso y la deficiencia de vitaminas y minerales específicos también pueden causar efectos indeseables para tu salud.

Consejo 3

Se consciente de la cantidad de sal que consumes durante los aperitivos y las comidas. La sal de mesa es el cloruro de sodio que se utiliza ampliamente como potenciador del sabor. El alto consumo de sodio es un factor de riesgo para enfermedades como la hipertensión, la acidez, la osteoporosis y otras enfermedades cardiovasculares. Limita la ingesta de sodio simplemente reduciendo su consumo de alimentos salados sin tomar la opción de los sustitutos de la sal.

Consejo 4

No te acerques al buffet o a las comidas de tipo "tenedor libre" porque posiblemente te tientes a comer demasiado para obtener un valor justo de lo que has pagado. De lo contrario, puedes optar por alimentos nutritivos como frutas frescas, ensaladas de vegetales y alimentos bajos en grasa. Manténte firme y resiste el anhelo de volver a llenar tu plato por segunda vez.

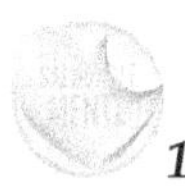

Consejo 5

Limita la ingesta de alimentos procesados como los enlatados, refrigerados y secos. El procesamiento de los alimentos altera los componentes naturales de los alimentos, lo que los hace menos beneficiosos para el cuerpo. El uso de químicos para preservar, controlar y mejorar el sabor puede ser más dañino para los sistemas del cuerpo que mejorar la salud.

Consejo 6

Considera la posibilidad de comer alimentos enteros. Los alimentos enteros son alimentos nutritivos que tienen sus compuestos naturales intactos. No se procesan ni se refinan. No contienen químicos añadidos como saborizantes, conservantes y otros ingredientes. Comienza a comer alimentos enteros agregando rebanadas de frutas y verduras frescas a todas y cada una de las comidas.

Consejo 7

La mejor y más saludable manera de preparar las aves de corral para una comida es quitar la piel visible y las grasas antes de cocinarlas. Hornea o asa las aves en lugar de freírlas para evitar la absorción de aceite. Entre las partes, las pechugas de pollo contienen altas proteínas y bajas grasas, lo que las convierte en los cortes de mejor elección.

Consejo 8

El agua es vital para mantener una vida saludable. Se recomienda beber por lo menos 8 vasos de agua todos los días. Ayuda a las células, tejidos y órganos a funcionar normalmente. El déficit de agua del cuerpo o la deshidratación pueden causar graves daños a los riñones y otros órganos que pueden resultar en confusión mental, coma e incluso la muerte si no se interviene inmediatamente.

Consejo 9

Mantener una dieta baja en grasas. Los alimentos que son naturalmente bajos en grasas son las frutas, las verduras, los frijoles y los granos. Asegúrate de revisar las etiquetas de los productos que compres en el mercado. La etiqueta del contenido de grasa por porción no debe ser mayor de 2 a 3 gramos. Es mejor elegir un contenido de grasa de 1 gramo de grasa por cada 100 calorías.

Consejo 10

Suplementa tu cuerpo con nutrición de hierro. El hierro sólo puede tomarse de fuentes de alimentos como carnes rojas, pescado, aves de corral, cereales, verduras de hoja y pasas. Sirve como combustible para energizar nuestro cuerpo ayudando en la producción de glóbulos rojos. Toma alimentos ricos en hierro con vitamina C para una absorción efectiva del hierro.

Consejo 11

Comer banana en el desayuno es un efectivo plan de pérdida de peso conocido como Miracle Morning Banana Diet. En este plan de dieta, todo lo que necesitas es comer banana para el desayuno; beber agua adecuada; no comer más después de las 8:00 PM y dormir antes de la medianoche. Se ha demostrado que es eficaz ya que los plátanos aumentan el metabolismo.

Consejo 12

Incluye alimentos con alto contenido de fibra en tu plan de dieta. Es un medio sencillo para mantener la salud y la forma física. Los alimentos con alto contenido de fibra se pueden encontrar en alimentos enteros como frutas, legumbres, nueces, granos y vegetales. El contenido de fibra puede ayudar a mejorar tu energía y te mantendrá alejado de enfermedades como las cardiovasculares.

Consejo 13

Los carbohidratos no aumentan el peso. No es aconsejable reducir la ingesta de carbohidratos porque es la principal fuente de energía y contiene poca grasa. Las guarniciones que se comen con el arroz y las cremas para untar que se colocan en los sándwiches son las que deben limitarse si tu objetivo es perder peso.

Consejo 14

Date el gusto de tomar un yogur sin grasa y combínalo con tus rebanadas de fruta favoritas. Los productos lácteos como el yogur son naturalmente ricos en calcio para fortalecer los huesos y en vitamina A que juega un gran papel en la belleza de nuestra piel. El yogur sin grasa también contiene bacterias amigables conocidas como probióticos para mejorar los procesos digestivos.

Consejo 15

Bebe jugo de naranja o come naranja todos los días. Los cítricos tienen un alto contenido de vitamina C que puede mejorar nuestro sistema inmunológico, lo que mejora nuestra resistencia a las infecciones. También facilita la absorción de hierro para la prevención de la anemia. Otras fuentes de vitamina C son las bayas, los tomates, el kiwi y las verduras de hoja verde.

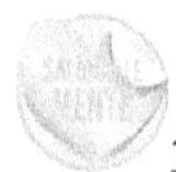

Consejo 16

Disfruta comiendo ostras al vapor. Las ostras son ricas en zinc. El zinc es necesario para la producción de células y la reparación de tejidos. También ayuda en el funcionamiento normal del sistema inmunológico y el sistema reproductivo. El zinc también se puede encontrar en otras fuentes de alimentos como la carne de vacuno y de cerdo.

Consejo 17

Para tener un ojo más brillante y saludable, come alimentos ricos en vitaminas A, C, E, betacaroteno y luteína. Todos estos son antioxidantes que pueden disminuir el riesgo de problemas oculares, especialmente la degeneración macular relacionada con la edad que puede causar ceguera al envejecer. Todo esto se puede tomar de las verduras de hoja verde.

Consejo 18

No comas si no tienes hambre. Te causará mucho peso. En el momento en que sienta hambre, beba agua porque a veces respondemos a nuestra sed comiendo. Después de beber y seguir sintiéndote igual, come pero no te excedas. Hazlo despacio y disfruta de tu comida sin añadir más alimentos a tu plato.

Consejo 19

Controla que no comas demasiado durante las vacaciones y las fiestas. Los alimentos preparados pueden ser muy aguados, pero debes resistirlo manteniéndote alejado de la preparación. En la medida de lo posible, ten en cuenta que debe comer sólo alimentos nutritivos en una cantidad no excesiva.

Consejo 20

Se consciente de lo que estás bebiendo. Las sodas, el café, las bebidas energéticas y las bebidas alcohólicas contienen muchas calorías. Se concentran más en aumentar las grasas de tu vientre. Cuando tengas sed, lo más barato y útil para tu cuerpo es tomar un vaso de agua o un jugo recién exprimido diluido.

Consejo 21

La comida basura significa literalmente inútil. No le hace ningún bien a tu cuerpo. Es alta en sodio, calorías y muchos ingredientes químicos para atraer a los compradores con el sabor artificial. En lugar de comprar comida chatarra para tus bocadillos y el tiempo de descanso, sustitúyela por frutas y verduras nutritivas.

Consejo 22

Reduce gradualmente el azúcar en tus bebidas calientes o frías hasta que ya no las necesites. El azúcar blanca no contiene vitaminas ni minerales, y el azúcar moreno contiene una cantidad muy pequeña sin importancia nutricional. El azúcar y la miel también engordan y pueden causar caries.

Consejo 23

Regala fruta o juguetes en lugar de dar caramelos y dulces a los niños como regalo o recompensa. Los niños como jóvenes aprendices asociativos asociarán más tarde los alimentos dañinos con los buenos eventos. Esto puede eclipsar su pensamiento sobre el verdadero valor de una dieta sana y nutritiva. En la medida de lo posible, practica un estilo de vida saludable con los jóvenes.

Consejo 24

Es importante tener cuidado con la cantidad que se come. Conoce el número previsto de porciones de alimentos envasados antes de comer. Algunos fideos envasados pueden ser pequeños en paquetes pero a veces se preparan para dos o más personas. Otros no se dan cuenta de esto y se comen todo el paquete de fideos haciendo que sus calorías y la ingesta de alimentos se dupliquen.

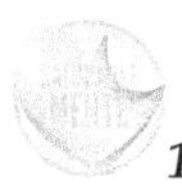

Consejo 25

Comer más pescado. El pescado blanco es bajo en grasa y el pescado azul tiene un alto contenido de ácidos grasos omega 3. El aceite de pescado o los ácidos grasos omega 3 son aceites insaturados que no se encuentran en otras fuentes de alimentos. Ayudará al cuerpo a combatir el colesterol y ayudará a mantener una función cardíaca saludable.

Consejo 26

Los ácidos grasos omega 3 son beneficiosos para eliminar el colesterol, pero para aquellos que no les gusta comer pescado azul pueden sustituirlos por semillas de lino. Es un compuesto de Omega 3, un ácido graso que está disponible en diferentes tiendas de nutrición. Puedes tomarlo una vez a la semana como suplemento alimenticio.

Consejo 27

Ten cuidado con lo que compras en la tienda de comestibles, un paquete de alimentos atractivo y un precio caro no significa necesariamente que sea saludable. Los endosantes de productos famosos también pueden ser muy convincentes, pero no debes creer todo lo que veas y oigas de ellos. Es mejor que tengas tu propio conocimiento de lo que es bueno para ti.

Consejo 28

Lo más importante que hay que saber sobre la alergia es el alérgeno. Los alérgenos son sustancias que desencadenan la alergia, que pueden ser en forma de polvo, pelo de animales domésticos, olores, polen y humo. Traza el patrón de tu alergia. Estornudar después de limpiar la casa puede significar que los alérgenos son polvo.

Consejo 29

Haz una dieta de eliminación si sospecha que eres alérgico a los alimentos. Házlo gradualmente eliminando cada alimento que sueles comer durante un período de 2 a 4 semanas para ver los cambios. El proceso se repetirá de forma inversa introduciendo de nuevo el alimento eliminado para ver si se manifiestan los síntomas alérgicos.

Consejo 30

La mejor manera de tratar la alergia alimentaria es evitar su factor desencadenante. Revisa cuidadosamente las etiquetas de los alimentos para ver si hay aditivos que puedan causar reacciones alérgicas. Si sospechas que un aditivo específico puede causarte la alergia, evítalo tanto como puedas. Ten en cuenta los alimentos frescos y no procesados.

Consejo 31

Controla tu ingesta de alimentos llevando un diario. Haz una lista de todas tus actividades, incluyendo todos los alimentos que consumes. Toma nota cuando tus alergias comienzan a manifestarse. Puedes establecer una conexión entre tus reacciones alérgicas y un alimento en particular, o algo como los olores, el jabón, los cosméticos, la ropa que usas o el pelo de tu mascota.

Consejo 32

No dudes en preguntar los ingredientes del menú cuando comas en restaurantes, fiestas o cuando comas alimentos preparados por alguien más. Es importante conocer esta información por tu propia seguridad y precaución. Lleva siempre contigo antihistamínicos o medicamentos antialérgicos recetados por tu médico para casos de emergencia.

Consejo 33

Si es posible, usa un brazalete de identificación que indique tu alergia. Esto ayudará a otras personas a saber qué es lo que desencadena tus reacciones alérgicas en casos de emergencia. También puedes considerar la posibilidad de informar a tus familiares, compañeros de oficina y amigos sobre tus alergias antes de ir a un buffet. En este caso, ellos pueden alertarte sobre los alimentos que no debes comer o tomar.

Consejo 34

Es importante buscar la ayuda de expertos como un alergólogo o inmunólogo para un mejor diagnóstico y tratamiento de tus alergias. Puedes realizar varias pruebas para identificar los factores desencadenantes específicos. También te proporcionarán una receta médica adecuada para ti.

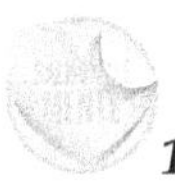

Consejo 35

Lo mejor es comprobar si manifiestas signos y síntomas de alergias en los alérgenos alimentarios ampliamente conocidos como la soja, la leche, los cacahuetes, los mariscos y los huevos. Si te causan picor, estornudos, hinchazón y urticaria, manténlos alejados de tu casa y evítalo en la medida de lo posible.

Consejo 36

Tan pronto como descubras que tienes alergia a los alimentos, debes ajustar tu plan de comidas así como tu ingesta nutricional. Al deshacerte de los alimentos desencadenantes, es posible que necesites complementar los nutrientes perdidos. Las modificaciones de la dieta son necesarias, pero aún así se debe observar una dieta bien equilibrada para mantener un cuerpo sano sin los alimentos que desencadenan la alergia.

Consejo 37

A veces los alérgenos alimentarios son tus alimentos favoritos, de los que podría ser más difícil deshacerse. Intenta condicionar tu mente a que los alimentos y aditivos que pueden desencadenar tus alergias no sean comestibles. De esta manera, podrás evitar gradualmente la tentación de comer o probar bocados.

Consejo 38

Es mejor no comer ningún tipo de frutos secos, aunque seas consciente del tipo específico de fruto seco al que eres alérgico. Determina cuidadosamente el contenido de lo que compras porque las nueces no sólo están presentes en algunos productos alimenticios sino que también se utilizan como ingredientes en champús, jabones y lociones.

Consejo 39

El estrés, la tensión y la ansiedad también pueden desencadenar alergias. Trata de determinar las causas y enfréntalas mediante la relajación, la meditación, la reflexión y otros tipos de técnicas de afrontamiento. Beber leche antes de dormir por la noche puede contribuir enormemente a un buen descanso, disminuyendo así tu potencial para estar estresado.

Consejo 40

Debes estar siempre preparado porque las reacciones alérgicas pueden ocurrir en cualquier momento y en cualquier lugar. Imagina de antemano diferentes situaciones en las que tengas alergia y cómo puedes manejarla si estás lejos de tu casa. Esto te ayudará a prepararte y a pensar primero en tu seguridad que en el pánico y en no hacer nada en absoluto.

Consejo 41

Si tus hijos tienen alergias alimentarias, enséñales a no aceptar ningún alimento que les den sus amigos, compañeros de clase o cualquier otra persona sin tu confirmación. Háganles saber a qué son alérgicos y los síntomas que manifestarán para que busquen ayuda de los adultos o de la clínica de su escuela cuando ocurra.

Consejo 42

Evita todo tipo de leche y productos lácteos si tienes alergia a la leche. Asegúrate de tener una nutrición alternativa o sustituye los nutrientes de la leche comiendo alimentos ricos en calcio y vitamina D. Considera la posibilidad de comer más espinacas y brócoli o habla con un dietista para que te proporcione una dieta más planificada.

Consejo 43

Complementa tu dieta con vitamina C. La vitamina C funciona como un antialérgico natural. Una ingesta recomendada de 1000 mg de vitamina C tomada dos veces al día puede ser un tratamiento natural para el alivio de tus alergias y el asma. Debe tomarse de frutas cítricas frescas, no de jugos enlatados o alimentos procesados.

Consejo 44

Se recomienda tomar un baño antes de dormir por la noche para los que tienen alergias al polen. Es difícil evitar el polen, pero se puede reducir su exposición. Permanece en el interior, especialmente en los días calurosos, secos y ventosos. Cierra siempre las ventanas y puertas con el aire acondicionado encendido.

Consejo 45

No se recomienda un suelo alfombrado para las personas alérgicas al polvo. Provocará estornudos y comezón continuamente. De lo contrario, compra una aspiradora para limpiarlo más a menudo. Las sábanas de las camas también deben cambiarse con frecuencia para evitar que se caigan. Dejar el calzado fuera de la habitación también es una buena idea para evitar que haya más polvo.

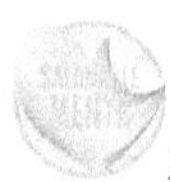

Consejo 46

Es mejor no compartir tu dormitorio con tus mascotas, especialmente si tienes alergias. Colócalos en una habitación separada para evitar inhalar su pelo y las células muertas de la piel. A veces, otras personas que tienen otro tipo de alergia pueden desarrollar una reacción alérgica a las mascotas más a menudo que las que comparten la cama con sus mascotas.

Consejo 47

Usa guantes y mascarilla al quitar el polvo o limpiar la casa para evitar la inhalación de polvo. Guarda juguetes de peluche o colócalos en un envoltorio plástico sellado. Siempre lava los trapos del piso para prevenir el crecimiento de moho. Asegúrate de aspirar o limpiar debajo de tu cama y utiliza siempre un paño húmedo para quitar el polvo.

Consejo 48

Para las alergias de la piel como la dermatitis de contacto, debes conocer la superficie o la textura a la que eres alérgico. Las causas más comunes de las alergias cutáneas son las joyas falsas, los materiales hechos de cuero y los metales. Si eres alérgico a éstos, asegúrate de colocar un paño o una cubierta para evitar el contacto directo con tu piel.

Consejo 49

Lava la superficie de la piel con agua fría y jabón suave inmediatamente después de que hayas desarrollado erupciones y picazón por un conocido irritante químico. No te rasques para evitar la herida y una mayor infección. Puedes utilizar una loción de calamina para tratar el picor, pero no en la zona de la cara o cerca de los ojos. Si se desarrollan continuamente erupciones, busca ayuda médica.

Consejo 50

Haz un ejercicio diario o una rutina de ejercicios - El ejercicio y la rutina de ejercicios diarios no sólo te proporcionarán un cuerpo saludable sino que también te ayudarán a purificar tu cuerpo y tu mente mediante la liberación de tus endorfinas y emociones agresivas. A través del ejercicio, puedes tomar más oxígeno permitiendo a tu cuerpo bombear la sangre más rápido.

Consejo 51

Elije usar limpiadores no tóxicos para el hogar - incluso los limpiadores que contienen productos químicos tóxicos, aunque no se coman, pueden entrar en tu sistema corporal a través de su uso regular. Al usar los limpiadores no tóxicos, puedes estar seguro de eliminar de tu casa los productos químicos dañinos que pueden ser malos para tu salud.

Consejo 52

Trata de detener o al menos limitar las píldoras que tomas diariamente - aunque las condiciones crónicas de salud pueden resultar en la necesidad de que consumas varios tipos de píldoras diariamente, sería bueno tratar de limitar su uso lo más posible ya que la ingestión simultánea de estas píldoras puede resultar en daño a los riñones debido a su contenido químico dañino.

Consejo 53

Respiración profunda: Incorpora el hábito de respirar profundamente, especialmente si estás al aire libre, donde hay aire fresco. La respiración profunda puede ayudar a tener una mente relajada y a tomar el tan necesario oxígeno que puede ayudar en la circulación de la sangre.

Consejo 54

Comer alimentos orgánicos - en la actualidad, la gente está reconociendo la importancia de los alimentos orgánicos en la promoción de la salud de una persona. Al consumir muchas frutas y verduras orgánicas y frescas, el cuerpo no sólo recibe sustancias químicas y toxinas nocivas, sino que también puede eliminar las toxinas que ya tienes en tu organismo.

Consejo 55

Limitar o detener las actividades que pueden causar un estilo de vida poco saludable: al dejar de chismorrear, ver menos televisión y no tener demasiadas actividades en línea, puedes tener una mente muy descansada y puedes comenzar a hacer, en su lugar, actividades más productivas y más importantes que no afectarán tu estado de ánimo ni serán perjudiciales para tu salud.

Consejo 56

Detener o limitar la ingesta de alcohol - Dado que se ha demostrado que el vino tinto es bueno para el corazón debido a su contenido de resveratrol, todavía es necesario limitar la ingesta de alcohol, ya que demasiado puede resultar en daños a la salud y a los órganos, por ejemplo, debilitamiento del corazón, problemas hepáticos, pérdida de sueño y sensación de cansancio. Puedes optar por dejar de beber totalmente y obtener píldoras de resveratrol en su lugar.

Consejo 57

Aparte de las prescritas, no es ningún secreto que las drogas peligrosas pueden tener muchos resultados nocivos, algunos de los cuales son fatales. Puedes dar a tu cuerpo una increíble cantidad de toxina que puede debilitar inmediatamente el sistema inmunológico de tu cuerpo que necesitas para luchar contra las enfermedades.

Consejo 58

Usar poco maquillaje: No todo el mundo sabe que la mayoría del maquillaje disponible en el mercado contiene productos químicos y toxinas que pueden entrar en el sistema corporal cuando se usa. Hay muchas maneras de hacer que tu maquillaje se vea bien aunque sólo se use una pequeña cantidad y saber cómo será bueno para tu salud. Utiliza un maquillaje que sea de ingredientes naturales o libres de químicos que no te causen ningún daño.

Consejo 59

Deja tu cabello en paz - si los aerosoles para el cabello pueden arruinar la capa de ozono, ¿qué más puede hacer a tu propio cuerpo? Lo mismo ocurre con los tintes para el cabello que contienen varios químicos con efectos adversos para la salud de una persona. No sólo tu cabello y cuero cabelludo se verán afectados, sino que también lo estarán tus otros órganos con sólo respirar las sustancias químicas que contiene.

Consejo 60

Tener más sexo: Un buen ejercicio que puede dar resultados positivos es tener sexo. El sexo puede aportarte más energía, reducir el colesterol en el cuerpo, aumentar el flujo de oxígeno al cerebro, ayudarte a dormir más, reducir el estrés y las presiones e incluso servir como un analgésico natural.

Consejo 61

Hacer ayuno de jugo - Un método de desintoxicación popular, aunque controvertido, es el ayuno de jugo. Se hace con el propósito principal de reducir o eliminar los productos alimenticios cocinados y los productos animales que ya se hayan acumulado en el cuerpo para limpiar el sistema.

Consejo 62

Limpieza del colon: Claramente uno de los métodos más populares de desintoxicación es la limpieza del colon. Es el método de limpiar el colon o el intestino grueso de los parásitos dañinos y el intestino que ya se han acumulado o petrificado en el colon, lo que puede provocar una mala digestión y enfermedades.

Consejo 63

Hacer hidroterapia: Esto se está convirtiendo lenta pero seguramente en una forma popular de desintoxicación y se ofrecen generalmente en saunas y spas. También puedes hacerlo en tu propia casa mientras te duchas. Se considera uno de esos métodos alternativos de desintoxicación en los que la temperatura del agua alterada puede dar lugar a la circulación sanguínea del cuerpo y a la eliminación de desechos de los tejidos del cuerpo.

Consejo 64

Cepillarse la piel: La piel es el órgano más grande del cuerpo. Por lo tanto, es la más capaz de obtener toxinas dañinas, permitiendo que las toxinas entren en su sistema. Al utilizar el método de desintoxicación del cepillado de la piel, ésta se estimula eliminando los productos de desecho tóxicos de tu cuerpo y hace que tus riñones estén más sanos.

Consejo 65

Ingesta de hierbas: Muchas hierbas saludables y naturales pueden jugar un gran papel en la desintoxicación interna y externa del cuerpo. Ejemplo de estas hierbas son el regaliz y las raíces de yuca, que son grandes laxantes, el diente de león y el cardo mariano para el hígado, la hamamelis y el arándano, que son buenas hierbas antioxidantes y antiinflamatorias, y las semillas de calabaza, que pueden eliminar los parásitos del cuerpo.

Consejo 66

La meditación es una gran manera de desintoxicar la mente y el cuerpo de drenajes de energía y pensamientos venenosos que pueden resultar muy dañinos. Elije las mejores guías de meditación disponibles y sigue un horario y programa específico que puedas hacer regularmente.

Consejo 67

Haz la meditación solo: Hacer la meditación solo es la manera más efectiva de hacerlo si quieres obtener resultados inmediatos. Para hacerlo bien, debes eliminar cualquier incomodidad o molestia que pueda arruinar tu concentración. Utiliza un lugar cómodo con la iluminación y la temperatura adecuadas. Ten paciencia con los resultados ya que no se producen de la noche a la mañana.

Consejo 68

Desestrésate a través de varios métodos efectivos: Hay muchas maneras de librarse del estrés y de las presiones, como por ejemplo obtener asesoramiento. Abrirse a ser más sociable, hacer actividades que puedan mejorar la confianza en sí mismo y establecer objetivos realistas. Al comprender y ser feliz con Tu cuerpo, no tendrías que sentirte inseguro de que haces cosas que pueden ser perjudiciales para tu cuerpo.

Consejo 69

Comer mucha fibra: Ya se sabe que comer alimentos con fibra puede ayudar mucho a limpiar el tracto digestivo del cuerpo de varias toxinas y heces acumuladas. Algunos de los mejores alimentos con fibra son el arroz integral, el brócoli, el pan de trigo, el maíz, el cereal de salvado y, por supuesto, las frutas y verduras.

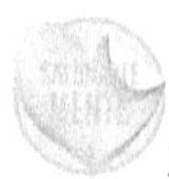

Consejo 70

Bebe mucha agua: Es fácilmente una de las formas más efectivas y baratas de limpiar tu sistema y eliminar las toxinas. Beber agua es mucho más saludable que tomar refrescos, alcohol o jugos cuando se tiene sed o después de comer. Intenta disciplinarte para que sólo tomes agua.

Consejo 71

No comas comida chatarra: La comida chatarra puede ser fácil y sabrosa de comer, pero está procesada, lo que significa que contiene químicos y edulcorantes y sabores no naturales que pueden fácilmente traer veneno y toxinas a tu sistema. Este tipo de comida no sólo puede traerte efectos adversos y poco saludables, sino que también puede provocarte sobrepeso.

Consejo 72

Comer alimentos crudos: Hay muchos alimentos crudos y dieta de desintoxicación de alimentos crudos que son eficaces en la desintoxicación de tu cuerpo. Pueden ayudar a limpiar tu cuerpo de ingredientes procesados y productos animales que ya se han acumulado en tu sistema.

Consejo 73

Come alimentos saludables antioxidantes: Hay muchos tipos de alimentos y nutrientes que puedes comer o beber para ayudarte con la desintoxicación, los arándanos que promueven la agudeza de los cerebros y es un gran antioxidante, la vitamina C, es un agente de desintoxicación perfecto para el hígado debido a su contenido de glutatión y el ajo que también es rico en antioxidantes y un ingrediente conocido para fines de salud.

Consejo 74

Come alimentos orgánicos, cultivados localmente y éticos: Al incluir alimentos orgánicos en tu dieta diaria, así como alimentos cultivados localmente que seguramente estarán libres de plaguicidas, puedes estar seguro de no sólo hacer que tu cuerpo esté sano y libre de toxinas, sino también de ayudar a tu comunidad. Así que con el consumo de alimentos éticos que te asegurarás que esos no provienen de mataderos, etc.

Consejo 75

El yoga es fácilmente una de las opciones favoritas para los ejercicios que pueden eliminar el estrés y la toxina en el cuerpo, facilitando la mente, promoviendo la respiración, disminuyendo la presión arterial, mejorando el descanso y el sueño, promoviendo una mejor digestión y mejorando la postura y la concentración.

Consejo 76

Hacer ejercicios cardiovasculares: Este tipo de ejercicio puede fácilmente promover la salud y es un entrenamiento que es genial para reponer calorías. Una ruta programada de ejercicios cardiovasculares también puede ser buena para controlar la ira, lo que resulta en un cuerpo y una mente más relajados.

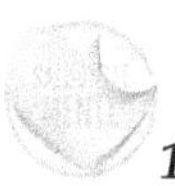

Consejo 77

Hacer regularmente ejercicios de natación: Ahora se considera un buen ejercicio de desintoxicación ya que trabaja el corazón y los músculos y promueve una mejor respiración y da una mejor temperatura corporal, ayudando así a la limpieza interna del cuerpo. Sin embargo, sería mejor nadar en una piscina con agua natural en lugar de las cloradas.

Consejo 78

Asiste a las clases de pilates: Este es otro entrenamiento, como el yoga, que no sólo aumentará tu energía, sino que también promoverá tu sistema inmunológico que ni siquiera requerirá que tu también tengas ejercicios cardiovasculares que inducirán el sudor de tu cuerpo. Al igual que el yoga, también es un entrenamiento muy popular hoy en día, incluso para las celebridades.

Consejo 79

Haz ejercicios que reduzcan la grasa y te hagan sudar. Estos ejercicios no sólo te darán un cuerpo bien tonificado y mejor formado, sino que también te limpiarán de las toxinas almacenadas y localizadas en la superficie del cuerpo. Tienes que saber cuáles son los ejercicios adecuados que te harán sudar y perder la grasa no saludable.

Consejo 80

Ejercicio para dormir bien: Ya que el sueño adecuado es necesario para eliminar las toxinas de tu sistema, lo ideal sería hacer el ejercicio adecuado que te induzca a dormir bien y con tranquilidad. Haz de ello un hábito y asegúrate de proteger tu entorno de sueño de distracciones como la televisión, el ordenador o demasiadas luces.

Consejo 81

Tener un estilo de vida que sea holístico: Tener una vida holística es vivir una vida que tenga en cuenta la salud del cuerpo, la mente y el espíritu, todo al mismo tiempo y no sólo uno de ellos. De esta manera, puedes controlar no sólo tu salud sino también la toxicidad de tu cuerpo en su totalidad y no sólo en parte.

Consejo 82

Evitar la promiscuidad: Viviendo una vida libre de perversión y promiscuidad, no sólo te evitarás sufrir el drenaje emocional que pueden acarrear estas acciones, sino que también evitarás posibles enfermedades y problemas causados por estos actos de perversión como las ETS y otras enfermedades relacionadas con la sexualidad o, peor aún, el SIDA.

Consejo 83

La higiene adecuada: La higiene afecta a la salud general de una persona y aleja las toxinas de tu cuerpo. Asegúrate de bañarte siempre al menos una vez al día y asegúrate de cepillarte los dientes y de utilizar el hilo dental varias veces al día, preferiblemente después de cada comida. Además, lávate las manos con la mayor frecuencia posible, especialmente antes de comer.

Consejo 84

Ser vegetariano: Aunque es difícil para muchas personas que se han acostumbrado a comer carne, los vegetarianos de por ahí están disfrutando de los beneficios de no comer carne roja, pollo o cualquier otro alimento animal. Las verduras y las frutas siempre se han asociado con buenos nutrientes necesarios para limpiar el sistema. Incluso pueden ayudar al medio ambiente en el proceso.

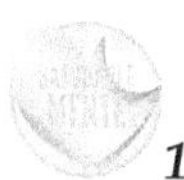

Consejo 85

Tener un estilo de vida macrobiótico: Tener una vida como esta significa que vivirás basado en la armonía de tu vida con la naturaleza teniendo un buen estilo de vida y una dieta apropiada combinada con su amor y respeto por el medio ambiente. Hay muchas maneras de hacerlo, especialmente hoy en día que la gente se está volviendo muy consciente de los problemas ambientales que estamos experimentando.

Consejo 86

Tener un masaje corporal terapéutico y estratégico: Al obtener los servicios de alguien que te pueda dar tal masaje, podrás disfrutar de sus beneficios como un mejor sistema digestivo y la estimulación de la capacidad de tu cuerpo para deshacerse de los desechos.

Consejo 87

Utiliza un coche que sea ecológico: Deshacerse de los contaminantes del medio ambiente es una forma de eliminar las toxinas que pueden entrar en tu cuerpo. Si utilizas un coche que no genere más contaminación, como un coche eléctrico o uno que funcione con agua, que tu y tu ser querido puedan respirar fácilmente, podrás reducir la existencia de gases tóxicos en el aire.

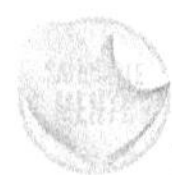

Consejo 88

Cultivar plantas de interior: Hacer esto no sólo hará que tu casa se vea más hermosa, sino que también permitirá que el oxígeno fluya libremente en tu entorno, permitiéndote tomar suficiente, lo que promoverá tu respiración, así como purificar el aire, ya que evita la producción de más dióxido de carbono, que podría ser perjudicial.

Consejo 89

El compostaje adecuado y la eliminación de residuos de mascotas, junto con un cuerpo sano, debería ser un entorno saludable. Como la basura es parte de la vida y las mascotas son un accesorio común en muchos hogares, es necesario que se haga una eliminación adecuada de los desechos de las mascotas y de la basura. El compostaje o el reciclaje de la basura o el uso de la misma para enriquecer tu jardín es un buen consejo.

Consejo 90

Cultivar un jardín: Hablando de jardines, tener un hogar con un jardín dará a sus habitantes un completo y continuo suministro de oxígeno que es necesario en varios sistemas corporales. También es bueno cultivar en el propio jardín frutas y verduras que se pueden utilizar en casa.

Consejo 91

Suministro de aire adecuado: El aire es importante para tu salud y tu sistema. Asegúrate de que hay más que suficiente en tu casa, teniendo una ventilación adecuada en tus habitaciones y cambiando regularmente los filtros de aire y haciendo uso de alfombras y muebles hechos de materiales naturales.

Consejo 92

Usa la aromaterapia: Ahora hay muchos de estos métodos de aromaterapia disponibles en el mercado, incluyendo el Internet. La mayoría de estos productos funcionan como se prometió y son grandes técnicas para ayudar a curar ciertas dolencias y resfriados, así como para aliviar el estrés.

Consejo 93

No dejes que el trabajo te estrese. Para algunas personas, su trabajo es una forma de estrés, algo que no pueden esperar pero que hacen todos los días para ganarse la vida. Este no debería ser el caso. En su lugar, debes aprender a disfrutar de tu trabajo o por lo menos hacer que te deje aceptable siendo más organizado y evitando los compañeros de trabajo molestos.

Consejo 94

Saber cuándo dejar de prestar atención: Al aprender a dejar de prestar atención, podrás dar a tu mente y a tu cuerpo el descanso adecuado que necesitas, en particular de tus compañeros de trabajo y amigos chismosos, de tus mensajes de correo electrónico o de Twitter, o de cualquier cosa que suceda a tu alrededor y que pueda darte una excitación o incluso una irritación innecesaria.

Consejo 95

Aprende a decir "NO": puedes decir "NO" a cualquier cosa que creas que sólo te causará daño, como comer comida mala, tomar alcohol, hacer eventos estresantes, perder el sueño por algo y cualquier otra cosa estresante que sólo te llevará a un estilo de vida poco saludable. Decir NO a esto te hará bien.

Consejo 96

Lleva una vida sencilla: Al hacer esto, puedes concentrarte más en mantener tu cuerpo y tu estilo de vida saludables. Cuanto más cosas hagas, menos tiempo tendrás para pensar en cosas que te hagan consciente de las toxinas y productos químicos nocivos presentes en el medio ambiente que pueden hacerte daño. Sin embargo, si lo haces de forma sencilla, también tendrás tiempo para ti mismo.

Consejo 97

Aprende a mantener lo que ya has logrado: Tener una dieta saludable y adecuada ya es difícil. Aún más difícil es la tarea de mantenerla y asegurarte de que lo que haz logrado anteriormente en términos de salud y desintoxicación no se desperdicie con sólo volver a tus malos hábitos.

Consejo 98

Deja el sofá y ponte en marcha para lograr un estilo de vida saludable: Recuerda que resistir la tentación de sentarse en el sofá todo el día significa luchar contra la tentación de los principales culpables de la obesidad, como comer en exceso (especialmente de comida basura), dormir demasiado y, por supuesto, la insalubre vida sedentaria.

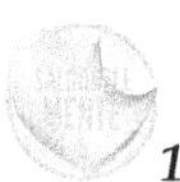

Consejo 99

Haz que tu régimen de ejercicios o de acondicionamiento físico sea divertido e interesante incluyendo a otras personas en tu rutina diaria. Por ejemplo, pasear por el parque con tu adorable perro o hacer footing todas las mañanas con tu mejor amigo. En algunos casos, únete a grupos de ejercicio para hacer nuevos amigos y recibir más consejos sobre el ejercicio.

Consejo 100

Elije un régimen de ejercicio o de acondicionamiento físico que sepas que puedes manejar. No todos los ejercicios funcionan para todos. Así que asegúrate de hacer tu investigación primero, especialmente si estás pensando en un nuevo programa de ejercicios. Habla con tu cuerpo y ve hasta dónde crees que puede llegar tu sistema antes de decidir qué programa de acondicionamiento físico seguir.

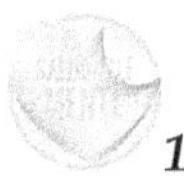

¡Espero que estos 100 consejos de salud te hayan ayudado mucho!

Éxito y prosperidad!